Fédération Vosgienne d'Hygiène Sociale

RAPPORT

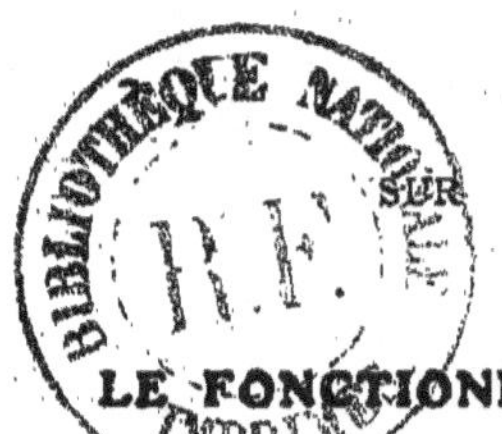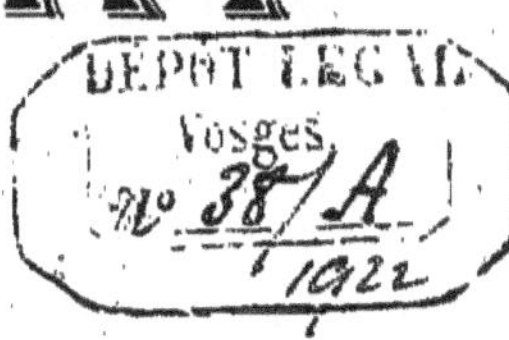

LE FONCTIONNEMENT

des Dispensaires d'Hygiène sociale

ET

de préservation antituberculeuse

ÉPINAL

SOCIÉTÉ ANONYME DE L'IMPRIMERIE FRICOTEL

2, QUAI DE JUILLET, 2

1922

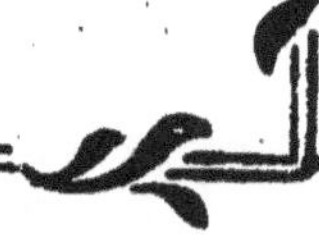

Fédération Vosgienne d'Hygiène Sociale

RAPPORT

SUR

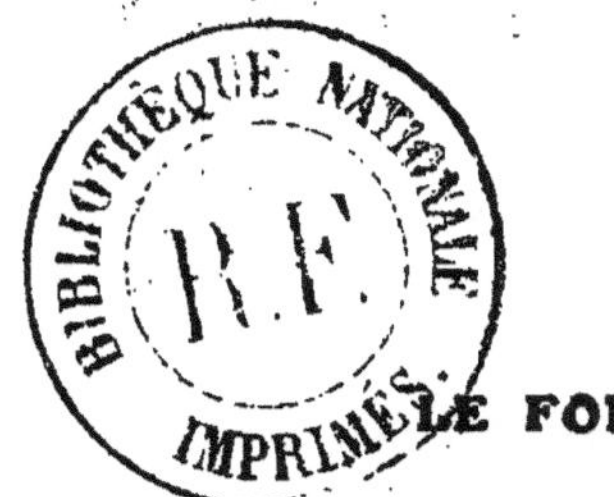

LE FONCTIONNEMENT

des Dispensaires d'Hygiène sociale

ET

de préservation antituberculeuse

ÉPINAL

SOCIÉTÉ ANONYME DE L'IMPRIMERIE FRICOTEL

2, QUAI DE JUILLET, 2

1922

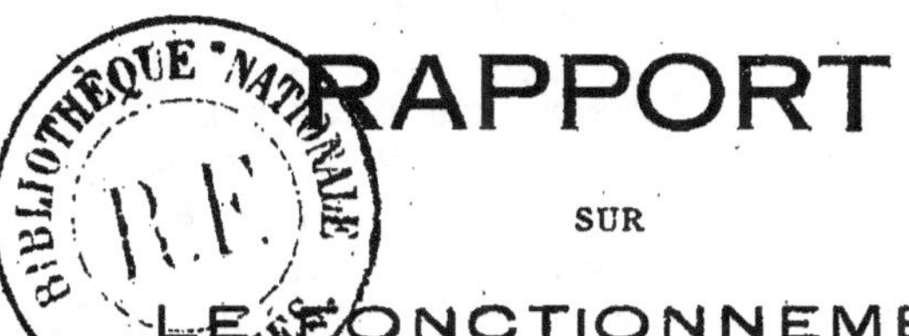

RAPPORT

SUR

LE FONCTIONNEMENT

des Dispensaires d'Hygiène sociale

et de préservation antituberculeuse

Le présent rapport a pour objet de présenter le résumé des travaux de la Fédération Vosgienne des Sociétés d'Hygiène Sociale et de Préservation anti-tuberculeuse du Département, depuis le 1er février 1922, date où notre Fédération est enfin entrée dans la voie des réalisations, jusqu'au 1er juillet de la même année. Bien que notre organisation en soit encore à ses débuts, nous ne voulons pas attendre plus longtemps pour mettre sous les yeux des personnes qui s'y intéressent le résultat de nos efforts et leur exposer quelles ont été les idées directrices qui ont toujours guidé notre action.

Le but immédiat de notre organisation était la lutte antituberculeuse au moyen de dispensaires créés sur les principes de leur promoteur, le professeur Calmette.

On sait que la tuberculose n'est pas une maladie héréditaire, ainsi que l'a prouvé un enfant de ce département, le docteur Villemin, dont le buste orne une des places de Bruyères ; c'est une affection essentiellement contagieuse, due à un microbe particulier, le bacille de Koch, se contractant par une cohabitation prolongée avec un tuberculeux atteint de lésions ouvertes.

Mais, en raison de la marche fréquemment insidieuse de la maladie, il arrive souvent que beaucoup de tuberculeux avec crachats bacillifères ignorent la nature véritable de leur affection et intitulent « bronchite chronique » ou « rhume négligé » ce qui n'est pas autre chose que de la tuberculose : on peut facilement concevoir les dangers que font courir inconsciemment à leur entourage de pareils sujets, spécialement aux enfants qui sont, bien plus que les adultes, sensibles à l'action du bacille de Koch.

Basé sur ces constatations, le dispensaire d'hygiène sociale, type Calmette, est « une œuvre de préservation et d'éducation sociales. Ce ne doit jamais être une polyclinique. Son rôle est exclusivement de prophylaxie collective, d'éducation et de préservation antituberculeuse, de surveillance à domicile des malades contagieux, d'assainissement, et, lorsqu'il en est besoin, d'assistance au foyer familial. » (Calmette).

C'est par cette méthode très simple et très économique, qui ne comporte ni traitement médical ni assistance en nature ou en espèces, que les Etats-Unis et l'Angleterre ont fait baisser en dix ans leur mortalité tuberculeuse de 50 0/0. (J. Courmont). C'est cette méthode qui, dans les départements où elle est appliquée intégralement, donne en France les meilleurs résultats. C'est elle que nous avons tenu à installer dans les Vosges quand le plan d'organisation antituberculeuse de M. le préfet Rouvier, avec soins médicaux et création de sanatoriums, a fait place au nouveau projet de la Fédération Vosgienne d'Hygiène Sociale.

La Fédération Vosgienne d'Hygiène Sociale est une union de cinq sociétés d'hygiène sociale, autonomes et indépendantes, créées dans chaque arrondissement. Placée sous le haut patronage de M. le Préfet des Vosges, de M. le Président du Conseil Général et de MM. les Sénateurs et Députés du département, elle est sous la présidence effective de M. Juillard-Hartmann, président du Syndicat Cotonnier de l'Est, assisté d'un vice-président, M. Ziegler, maire de Golbey. Le Conseil Général est, à l'heure actuelle, représenté dans le Comité de direction par M. le docteur Briffaut, conseiller général de Gérardmer, et M. le docteur Gaillemin, conseiller général de Saulxures.

Chacune des Sociétés qui constituent la Fédération est dirigée par un certain nombre de personnalités de chaque arrondissement ayant à leur tête :

A Epinal : MM. Juillard-Hartmann (président), et Ziegler (vice-président), déjà nommés ;

A Saint-Dié : M. E. Blech (président) ; Mme Burlin et Mlle Marcelle Ferry (vice-présidentes), et MM. Schmidt et Durand (vice-présidents) ;

A Remiremont : M. Mougin, maire (président), et M. Georges Lang (vice-président) ;

A Mirecourt : M. Porterat, président du Conseil Général des Vosges, maire (président), et M. Lefebvre (vice-président) ;

A Neufchâteau : M. Clément, maire (président), et Mlle Claudot (vice-présidente).

Le personnel de la Fédération Vosgienne d'Hygiène Sociale comprend actuellement une visiteuse-inspectrice et un médecin pour l'ensemble du département et une visiteuse d'hygiène spécialement affectée à l'arrondissement de Remiremont.

Après de nombreuses difficultés, les dispensaires d'hygiène sociale de Neufchâteau et de Saint-Dié ont pu ouvrir, presque simultanément, le 7 et le 10 février 1922. Ils ont été suivis par le dispensaire de Remiremont, ouvert le 1er mars, puis par celui d'Epinal, mis en service le 6 avril. Le dispensaire de Mirecourt doit ouvrir dans le courant du mois d'août.

Les dispensaires d'hygiène sociale de la Fédération Vosgienne fonctionnent suivant les principes préconisés par Calmette : dans la salle d'attente où ils pénètrent d'abord, les malades trouvent, indépendamment d'affiches et de brochures sur l'hygiène et la protection contre la tuberculose, un avis placardé leur donnant d'avance toutes précisions sur ce que le dispensaire peut faire pour eux et surtout sur ce qu'ils n'en peuvent pas attendre. Nous en extrayons le passage suivant :

« Le Dispensaire d'Hygiène Sociale a pour tâches essentielles :

« 1° Le dépistage de la tuberculose chez les sujets

notoirement atteints et chez ceux en incubation de la maladie (consultations gratuites au dispensaire, examen des crachats, conseils d'hygiène) ;

« 2° La préservation de l'entourage du sujet malade (service des infirmières visiteuses, enquêtes sur les mesures d'assistance à prendre, facilités d'admission dans les établissements de cure, préservation de l'enfance, etc...)

« Toute personne ayant des doutes sur son état de santé peut se présenter librement aux consultations aux jours et heures fixés.

« Le Dispensaire d'Hygiène Sociale ne délivre aucun secours en argent ou en nature.

« Le Dispensaire d'Hygiène Sociale n'est pas un centre de traitement : aucune ordonnance médicale n'y sera délivrée, les soins aux malades continuant toujours à être assurés par le médecin habituel des familles.

« Le but strict du Dispensaire d'Hygiène Sociale est **d'avertir** les sujets affaiblis des premiers signes d'une maladie qui débute de façon insidieuse, de façon à agir sans tarder, et de **préserver** l'entourage des malades par l'éducation hygiénique et la surveillance médicale, contre les atteintes de cette grave affection et ses conséquences funestes (maladie, chômage, misère, etc...) »

De la salle d'attente, le malade passe ensuite dans le bureau de la visiteuse d'hygiène ; là, au moyen des fiches très claires et très détaillées de la Commission Rockefeller, qui a tant contribué à l'édification de notre Œuvre, il est interrogé d'une manière approfondie sur ses antécédents pathologiques personnels et familiaux.

Après s'être dévêtu jusqu'à la taille dans une petite cabine spéciale, il est conduit, avec sa fiche, au médecin qui l'examine et cherche à découvrir chez lui les signes les plus discrets d'une tuberculose souvent méconnue. Les dispensaires de la Fédération Vosgienne d'Hygiène Sociale sont pourvus d'un outillage médical moderne et possèdent tous un service de radiologie : le diagnostic, parfois si délicat d'une tuberculose au début, est donc posé d'une façon très précoce, ce qui est évidemment d'une grande importance pour le malade, pour son entourage et pour la société tout entière.

M. le Préfet des Vosges, avec une extrême obligeance, a bien voulu mettre à notre disposition les services du laboratoire départemental de bactériologie, ouvert depuis le 1er mai. Grâce au précieux concours de M. le docteur Moitron, médecin-inspecteur départemental d'hygiène, nous pouvons ainsi faire pratiquer l'examen bactériologique des crachats de tous les tuberculeux qui expectorent. On conçoit facilement la très haute importance des renseignements qui nous sont ainsi fournis au point de vue de notre action de préservation dans les familles.

Ajoutons que tous les tuberculeux qui crachent reçoivent gratuitement un crachoir de poche avec les conseils nécessaires sur le mode d'emploi de cet ustensile indispensable.

Après examen, le consultant est alors diagnostiqué.

S'il est indemne de tuberculose, il est fait sortant, le dispensaire n'a théoriquement plus à s'occuper de lui ; mais, pratiquement, nous lui faisons promettre de revenir périodiquement et aussitôt qu'il se sentira affaibli ou en période de déchéance organique.

Si notre consultant est tuberculeux, un nouveau service se déclanche alors automatiquement: le service social de l'infirmière-visiteuse d'hygiène. Celle-ci se rend au domicile du malade, et pratique l'éducation hygiénique de son entourage dans le but d'éviter les contaminations nouvelles ; elle indique les précautions à prendre, les mesures d'assainissement à observer, dirige sur le dispensaire les membres de la famille exposés à la contamination, veille à la santé des enfants, etc., en un mot remplit un rôle éminemment social, bien différent de celui des infirmières soignantes : il lui est, en effet, interdit de donner des soins aux malades et même d'éviter toute interprétation et tout commentaire des prescriptions du médecin traitant des familles.

Il nous a semblé que le rôle de nos dispensaires d'hygiène sociale ne devait pas, comme dans nombre de départements, se limiter à cette œuvre de recensement des tuberculeux et d'éducation prophylactique. Nous avons pensé qu'il y avait encore mieux à faire et que les familles prises en charge par nos dispensaires devaient être encore plus protégées contre la menace de la contamination quotidienne en leur assurant le bénéfice régulier des lois sociales actuellement en vigueur et qui sont si souvent ignorées.

Nous avons donc créé, au sein de nos Comités d'assistance d'arrondissement, un organisme spécial que nous appelons « la Section permanente du Comité d'assistance ». Ce groupement, sous la présidence d'un membre du bureau de direction, assisté du trésorier de la Société, comprend un très petit nombre de membres, six en moyenne, dont les fonctions habituelles se rapportent de près ou de loin à l'exécution de nos lois nationales d'assistance : Président de la Commission des Hospices, Contrôleur départemental d'assistance, Inspecteur des Enfants assistés, Secrétaire des Pupilles de la Nation, Représentant des Sociétés de Mutilés, Directeurs d'œuvres privées, etc., etc.

La visiteuse d'hygiène et le médecin soumettent chaque mois à la section permanente les dossiers médicaux et sociaux des nouvelles familles suivies par le dispensaire ; et, en vertu de la composition de cette section permanente, une décision peut être prise de suite au sujet de chaque postulant : placements d'enfants à la campagne, à la mer ou en préventoriums, placements d'adultes en hôpital ou en sanatoriums, en stations sanitaires ou en écoles de rééducation, etc. Quand le cas ne peut être solutionné dans les arrondissements, nous le soumettons à la section d'Epinal qui compte dans son sein plusieurs personnalités résidant au chef-lieu.

Inutile d'ajouter que les Sociétés d'Hygiène sociale contribuent pécuniairement, souvent dans de larges proportions, au placement des malades qu'elles ont pris en charge ; mais, dans le but de secourir et de protéger le plus grand nombre possible de personnes, nos sociétés demandent aux lois sociales actuellement en vigueur le maximum de ce qu'elles peuvent donner. Qu'il nous soit permis en passant de remercier tous nos collègues des sections permanentes, pour l'aide puissante et efficace qu'ils n'ont cessé de nous apporter.

Quel a été l'accueil du public à la nouvelle organisation ?

Les chiffres relatés ci-après ne pourront que donner une faible idée de la faveur qui a accueilli nos dispensaires, qui, cependant, n'ont encore que de trois à cinq mois de fonctionnement.

Situation au 1ᵉʳ Juillet 1922

Date d'ouverture	DISPENSAIRES	Malades inscrits	Malades diagnostiqués tuberculeux	Malades placés	Examens médicaux	Examens radiologiques	Examens bactério-logiques	Visites dans les familles
							(A)	
7/2	Neufchâteau ..	45	41	11	60	42	15	19
10/2	Saint-Dié	127	88	20	223	77	23	103
1/3	Remiremont .	74	61	3	92	(B)	25	80
6/4	Epinal..... .	67	50	10	82	(B)	24	67
		313	240	44	457	119	87	269

Le dispensaire de Mirecourt est en voie d'aménagement.

(A) Ouverture du laboratoire de bactériologie le 1ᵉʳ mai.

(B) Appareils radiologiques en voie d'installation.

Avant l'ouverture du premier dispensaire, on ne manquait pas de nous dire ironiquement que nous allions au devant d'un échec puisque nous ne donnions ni secours ni médicaments. Mais nous avions déjà l'expérience d'une organisation similaire et nous nous rappelions certain passage du rapport du docteur Ott, inspecteur départemental d'Hygiène de la Seine-Inférieure, directeur de l'Office Départemental d'Hygiène Sociale au Conseil Général de ce département (2ᵉ session 1921) :

« Une erreur assez répandue, est que pour assurer la fréquentation d'un dispensaire, il faut y attirer le malade soit par l'appât d'un secours, soit par la distribution de médicaments, le don de vêtements ou encore le blanchissage gratuit du linge. L'exemple du Centre de Rouen démontre que toutes ces pratiques sont démodées et qu'à la vérité le public demande un examen médical complet, fait dans des conditions matérielles parfaites, par un médecin conscient de la grandeur sociale de la tâche qu'il a entreprise et que cet examen soit accompagné de conseils éclairés, de directives nettes, et suivi de l'action tutélaire et des conseils quasi maternels de la visiteuse d'hygiène ».

Nos prévisions se sont amplement justifiées : après quelques semaines d'hésitation, le public arrive au dispensaire de plus en plus nombreux, à tel point que désormais nous sommes bien souvent obligés de refuser du monde à nos consultations. La meilleure propagande est faite par les anciens malades et nous voyons arriver, parfois de fort loin, des villages les plus reculés de la montagne, des gens qui font de longs trajets à pied pour gagner un train qui les conduit finalement au dispensaire.

La population a parfaitement compris le but que nous poursuivions, et bien des personnes viennent « pour se faire surveiller » ou pour nous prier de veiller périodiquement sur la santé de tel ou tel enfant dont un des parents est tuberculeux et que l'on nous demande ainsi de protéger. Aucune ordonnance n'a été délivrée, et, chose qui paraîtra peut-être surprenante, aucune ordonnance n'a été demandée.

Quel a été l'accueil du corps médical ?

Au début, nous n'avons pas à dissimuler qu'une réserve à peu près générale se manifestait à propos de notre œuvre, et faisait place, dans certains centres, à une hostilité plus ou moins déclarée.

Nous nous sommes astreints à visiter personnellement tous les médecins du département pour leur exposer le but que nous poursuivions et les modalités de fonctionnement des dispensaires ; si, à l'heure actuelle, nous regrettons de n'avoir pu rencontrer tous nos confrères du département (au nombre de 134), eu égard aux difficultés des communications et à la surcharge de plus en plus grande du service, nous avons eu du moins l'avantage d'entrer en relations avec 78 d'entre eux. Et nous avons eu le plaisir de constater, qu'à part d'insignifiantes exceptions, ils nous apportaient, désormais mieux renseignés sur nos méthodes, le concours le plus confraternel et le plus dévoué.

Dans le but d'obtenir une meilleure liaison entre le dispensaire qui dispose d'un outillage moderne et le médecin praticien qui en est souvent dépourvu, nous avons fait établir une fiche de renseignements où nous notons les résultats de notre examen (auscultation, radiologie, bactériologie). Pour respecter le secret professionnel, cette fiche est remise au malade avec prière de la communiquer à son médecin traitant ; celui-ci, pleinement documenté, peut alors diriger son traitement en toute connaissance de cause. Cette manière de procéder a été vivement appréciée par de nombreux confrères et, depuis cette innovation, il n'est presque pas de jour où nous ne recevions des malades qui nous sont adressés par des médecins ; la réserve du début a généralement fait place à une confiante cordialité dont le malade est le premier à bénéficier et dont, pour notre part, nous sommes heureux de nous féliciter.

En ce qui concerne les placements d'enfants en préventoriums, nous utilisons aussi souvent que nos ressources nous le permettent, l'heureuse et confortable installation du préventorium de M. Constant Verlot, député des Vosges et conseiller général, à Senones. Qu'il veuille bien trouver ici l'expression de notre vive gratitude pour les facilités qu'il nous a toujours données et pour les soins excellents dont nos enfants ont été entourés.

Mlle Marcelle Ferry a bien voulu se charger du placement d'enfants de Saint-Dié soit à la campagne, soit à la mer et a conduit personnellement un convoi. Un deuxième groupe d'enfants, sous la conduite de l'infirmière-visiteuse de Remiremont, partira courant juillet.

Grâce à M. Eynard, inspecteur départemental des Enfants assistés, nous avons fait placer, soit gratuitement par son service, soit à titre onéreux pour nos Sociétés, un certain nombre d'enfants encore sains, mais menacés de contagion, dans des familles de cultivateurs offrant toutes garanties ; du reste, ces enfants seront visités par nos soins pour nous rendre compte du milieu dans lequel ils sont placés.

Enfin, certaines organisations de colonies de vacances se sont spontanément mises à notre disposition pour le placement temporaire de certains enfants prédisposés.

La question du placement en sanatorium n'est malheureusement pas encore au point : si les personnes relativement aisées peuvent être admises avec une certaine rapidité, il n'en est malheureusement pas de même pour les indigents et surtout pour les femmes indigentes : Les délais de deux et trois mois, entre la remise du dossier à la Préfecture et le départ du malade, sont d'observation courante. Et, à ce propos, nous sommes heureux de rendre hommage au dévouement et à l'empressement apportés par M. Thomas, contrôleur départemental d'assistance, pour la solution des cas que nous lui proposons.

Mais il faut bien reconnaître que nous rencontrerons toujours les mêmes difficultés tant que le département ne possédera pas, non un sanatorium ruineux à construire et à entretenir, mais des contrats lui réservant un certain nombre de lits dans plusieurs établissements déjà installés. Il sera toujours difficile d'obtenir un grand nombre de lits dans un seul établisment ; mais, quatre ou cinq lits dans une dizaine de sanatoriums nous donneraient, au total, les cinquante lits autorisés par le Conseil Général en avril 1922 et nous permettrait de sauver chaque année de nombreuses vies humaines, non seulement celles des malades, mais encore celles des personnes de leur entourage qu'ils contaminent en attendant une tardive admission. Au reste, les démarches de M. le Médecin-Inspecteur d'Hygiène pour obtenir des contrats paraissent en bonne voie de réalisation. Il appartient évidemment au Conseil Général de ce département de prendre la décision qui s'impose pour la prompte exécution de la loi du 7 septembre 1919.

Nous avons déjà organisé, dans les deux arrondissements d'Epinal et de Remiremont, des Comités locaux de propagande dans dix-sept cantons ou grandes communes ; nous continuerons incessamment cette organisation.

Bien avant la circulaire de M. le Ministre de la Guerre prescrivant de signaler l'existence des dispensaires aux conscrits réformés ou ajournés pour tuberculose, nous avions demandé à l'autorité militaire de

faire connaître notre Œuvre à ceux-ci, et de faire de
même avec les hommes réformés pour tuberculose au
moment de leur passage au Centre spécial de Réforme.
A cette occasion, nous remercions tout particulièrement M. le Médecin Principal de 1ᵉ classe Lafforgue,
médecin chef de la Place d'Epinal, pour avoir bien
voulu donner des instructions en ce sens et nous avoir
ainsi permis de voir plusieurs malades dont les
familles sont ainsi suivies, c'est-à-dire protégées, par
notre service médico-social.

Nous avons enfin usé de toute notre influence pour
obtenir de certaines municipalités la création, dans
leurs hôpitaux, de salles d'isolement pour tuberculeux,
désormais séparés des autres malades qu'ils infec-
taient. Nous sommes heureux de constater que notre
demande a été entendue et suivie d'effet à Bruyères,
Saint-Dié, Remiremont, Neufchâteau et, tout récem-
ment, à Epinal.

Enfin, nous sommes intervenus dans de nombreux
cas pour faire assurer la désinfection et l'aménagement de locaux notoirement insalubres.

En résumé, nous avons donc essayé de mettre sur
pied une organisation, fonctionnant dans les conditions les plus économiques, s'efforçant d'être accueil-
lante et utile à toutes les classes de la société et de
fonctionner en pleine et confiante harmonie avec tous
les services départementaux : malades, médecins,
Inspection Départementale d'Hygiène, Contrôle Départemental d'Assistance, Service des Enfants Assistés,
Pupilles de la Nation, Sociétés de Mutilés, etc... C'est
par une collaboration étroite et quotidienne avec tous
ces groupements que nous sommes arrivés à diriger
la Fédération Vosgienne d'Hygiène Sociale dans la
voie que nous voulions qu'elle suivît ; c'est grâce au
concours dévoué de tous les membres de notre Fédération, spécialement de nos visiteuses d'hygiène qui ont
fourni un effort considérable pour faire face à leur
lourde tâche, que nous pouvons constater son intense
vitalité ; c'est enfin par cette méthode que nous avons
eu la profonde satisfaction de protéger des existences

en péril, d'éviter des contaminations nouvelles et d'épargner ainsi des larmes et des deuils à de nombreuses familles vosgiennes.

Mais il faut bien reconnaître qu'à l'heure actuelle notre organisation n'a pas encore atteint son développement définitif :

Pour obtenir de nos Sociétés d'Hygiène Sociale le maximum de rendement, il faut que chacune d'elles soit pourvue d'une visiteuse d'hygiène. Nous espérons que nos moyens financiers nous permettront bientôt de pouvoir réaliser cette mesure absolument indispensable en engageant deux visiteuses : l'une pour le dispensaire de Saint-Dié, particulièrement surchargé, l'autre, commune aux deux dispensaires de Neufchâteau et de Mirecourt.

Nous devons également apporter tous nos efforts au développement de la protection de l'enfance, car c'est dans cette voie qu'en matière de lutte antituberculeuse on obtient les résultats les meilleurs et avec le minimum de dépenses. Nous nous efforcerons d'acclimater dans ce département le principe des écoles de plein air, tout au moins pendant la belle saison. Nous avons d'ailleurs rencontré en M. Rimey, inspecteur d'Académie, une personnalité dévouée à l'enfance et à toutes les œuvres sociales.

Nous porterons également tous nos efforts pour décider nos Sociétés d'Hygiène Sociales à provoquer la création d'habitations salubres à bon marché, seul remède à la crise des logements et à la multiplication consécutive des taudis. A cette occasion, nous ne manquerons pas de signaler la magnifique initiative prise à ce sujet à Remiremont, sous l'impulsion de MM. Mougin, maire ; Georges Lang, et de M. Natalelli, sous-préfet.

Enfin, nous nous efforcerons de développer notre propagande éducative dans la prochaine saison d'hiver et, d'une manière générale, nous ne manquerons pas de rechercher tous les moyens possibles pour augmenter encore le succès de l'œuvre que nous avons entreprise.

Qu'il nous soit permis de terminer cet exposé par un appel en faveur de notre Fédération. Que tous ceux qui s'intéressent à la protection de notre population vosgienne, si durement éprouvée par la guerre, si menacée par une maladie plus fréquente qu'on ne le pense dans ce département, nous apportent leur obole et leur appui moral. Plus nous posséderons et plus nous pourrons préserver de vies humaines, en éloignant d'un foyer infecté les personnes non encore contaminées ou en plaçant dans un établissement approprié le sujet encore capable de guérir.

Il est particulièrement réconfortant de voir souvent nos malades, de pauvres gens pour la plupart, insister auprès du médecin ou des visiteuses pour rémunérer les services rendus ; et quand nous faisons remarquer que l'action de nos dispensaires est toujours gratuite, et qu'elle n'a d'autre but que de protéger tous nos compatriotes de la contagion tuberculeuse, nos malades demandent alors presque toujours à faire partie de leur Société d'Hygiène Sociale d'arrondissement. Ou encore, comme ce grand mutilé, blessé et tuberculeux, auquel son patron offrait généreusement de payer le placement de sa fillette menacée de contagion, ils répondent : « Ce n'est pas à moi, Monsieur, qu'il faut donner votre argent. C'est à cette œuvre qui est si belle : pour elle, on ne fera jamais assez. »

Nous nous permettons donc de faire appel à la générosité de tous, certains que chacun voudra désormais nous faire l'honneur d'adhérer à notre organisation à présent en plein fonctionnement. Nous serions particulièrement reconnaissants aux personnes qui liront ce rapport de le communiquer autour d'elles, pour nous aider au développement de notre Fédération, qui, de jour en jour plus puissante, pourra enfin, suivant la pensée de Renan, « faire sa vie plus grande pour donner sa fleur plus belle et son fruit meilleur ».

Épinal, le 1er Juillet 1922.

107

www.ingramcontent.com/pod-product-compliance
Lightning Source LLC
LaVergne TN
LVHW020108070726

842525LV00018B/2327